AF188941

Heb mal endlich Deinen Arsch und beweg Dich

IMPRESSUM

2017 – Manfred Breddermann

1. Auflage

ISBN: 9 783744 872539

Herstellung und Verlag:

BoD – Books on Demand, Norderstedt

Heb mal endlich Deinen Arsch und beweg Dich

Ausgleichsübungen

für unsere Sitzgesellschaft

Manfred Breddermann

INHALTSVERZEICHNIS

Vorwort

„Ich müsste mich mehr bewegen"! Diese Einsicht ist zwar heute ein Allgemeingut, aber keiner tut es wirklich. Offensichtlich hat noch niemand richtig begriffen, wie direkt unsere Gesundheit von ausreichender Bewegung abhängig ist.

Unser Körper braucht die Bewegung, so wie er Essen und Trinken benötigt. Das gilt in erster Linie für unsere Gelenke, die regelrecht „verhungern" und sich nicht mehr regenerieren können, wenn sie sie nicht täglich ausreichend bewegt werden.

Warum ist das heute so wichtig geworden und notwendiger als in früheren Zeiten? Früher mussten wir uns zwangsweise viel bewegen, Ohne ausreichende Bewegung konnten wir kein vernünftiges Leben führen. Heute haben wir uns zu einer Sitzgesellschaft entwickelt.

In den letzten 100 Jahren haben sich unsere Lebensumstände umfangreicher verbessert, als in den letzten 10.000 Jahren. Durch den großartigen technischen Fortschritt hat sich auch unsere Arbeitswelt verändert. Körperlich anstrengendes Arbeiten wird heute weitgehend durch Maschineneinsatz ersetzt und fast alle Tätigkeiten können im Sitzen ausgeführt werden.

Mit dem technischen Fortschritt haben wir unsere Lebensumstände positiv verändert. Aber was ist mit unserem Körper und seinen Funktionen? Den können wir nicht verändern, der kann sich nicht fortschrittlich weiter entwickeln. Unsere fortschrittliche Medizin kann auch nur besser reparieren.

Unser Körper ist ein Wunderwerk in der biologischen Entwicklung. Die wichtigsten Lebensvorgänge reguliert er ohne unser Zutun. Seine Gebrauchsanweisung steht nirgendwo geschrieben, zur Sicherheit ist sie im Körper selbst integriert:

Alles was gut schmeckt und gut riecht ist für ihn gesund. Mit dem Hungergefühl verlangt er nach Nahrung. Für die Beschaffung von ausreichender Nahrung ist eine ausreichende Bewegung erforderlich, die wiederum Kreislauf und Gelenke gesund erhält.

Diese natürliche Gebrauchsanweisung setzt aber bestimmte Lebensbedingungen voraus, Bedingungen, die über Jahrtausende weit gehend vorhanden waren, heute aber von uns ganz entscheidend geändert wurden.

Und wenn wir diese Voraussetzungen nicht mehr erfüllen, sind wir gezwungen, selbst zu entscheiden, was für unseren Körper gesund ist oder nicht. Das heißt, für die richtige Gebrauchsanweisung für unseren Körper sind wir jetzt selbst verantwortlich.

Im heutigen Supermarkt schmeckt und riecht alles gut, aber meist nur, weil es künstlich veredelt wurde. Das Nahrungsangebot ist zwar erfreulich vielfältig, aber das Richtige heraus zu finden ist nicht einfach. Bio ist auch nicht immer echtes Bio. Zudem wechselt die „richtige Ernährung" mit den Jahren und den Experten.

Zum Glück ist unser Verdauungssystem sehr tolerant, geringe Mengen an Schadstoffen können wir schon verkraften. Außerdem macht sich das Alarmsystem der Verdauung meist rechtzeitig bemerkbar, um Schlimmeres zu verhindern.

Weitaus gefährlicher ist es für unsere Gelenke, die auf eine ausreichende Bewegung angewiesen sind und durch chronischen Bewegungsmangel geschädigt werden. Von unserem Fehlverhalten werden wir erst aufgeschreckt, wenn die Schädigung der Gelenke bereits begonnen hat.

Mit wenigen Ausnahmen leiden wir heute alle an einem Bewegungsmangel und sind entsprechend gefährdet, unabhängig vom Alter. Jeder sollte daher dafür sorgen, diesen Mangel auszugleichen. Ich biete Ihnen zu diesem Zweck bestimmte Ausgleichsübungen an, mit denen Sie Gelenkschäden und Durchblutungsstörungen am einfachsten vermeiden können.

Neben der Erhaltung Ihrer Gesundheit bieten Ihnen diese Übungen aber noch mehr: Sie werden sich wohler und frischer fühlen und auch entspannter schlafen können

. Der Stoffwechsel wird beschleunigt und Sie werden überschüssige Pfunde verlieren. Das heißt, Sie werden abnehmen, ohne beim Essen auf irgendetwas verzichten zu müssen.

Mit diesen Übungen halte ich mich selbst seit vielen Jahren in Form. Auch mein früher erreichtes Idealgewicht bleibt erhalten, obwohl ich gerne reichlich und gut esse.

Bewegung und Gesundheit

Bewegung ist Leben, Bewegung ist für unsere Gesundheit eine Voraussetzung. Jeder weiß das, aber nur wenige nehmen das ernst. Natürlich bewegen wir uns immer in irgendeiner Form. Sicherlich gibt es weiterhin Berufe und Aufgaben, bei denen wir uns zwangsweise viel bewegen müssen und froh sind, uns im Sitzen auszuruhen. Aber die meisten von uns arbeiten heute im Sitzen und sitzen abends wieder vor dem Fernseher.

Am wenigsten bewegen wir uns bei der Arbeit am Computer. Wir schauen stundenlang auf den Bildschirm, wobei unser Körper regungslos, wie in einer Schockstarre verbleibt. Selbst die Augen bewegen sich nur minimal

Wenn dieser Zustand über Stunden so eingehalten wird und dazu noch täglich stattfindet, gefährden wir unsere Gesundheit in mehrfacher Hinsicht. Die akuteste Gefahr besteht in der Durchblutungsstörung der Beine. Vor allem, wenn bereits eine Venenschwäche vorliegt, kann ohne Vorwarnung eine gefährliche Thrombose entstehen.

Dabei spielt auch die Veranlagung für eine Thrombose-Bildung eine Rolle. Es gibt Thrombose-Faktoren, die vererbbar sind. Ob

Sie davon betroffen sind, lässt sich aus Ihrem Blutbild feststellen.

Durch das lange Sitzen in erstarrter Haltung leidet der gesamte Kreislauf, mit den Auswirkungen auf alle Organe. Wenn dann noch das Sitzen vor dem Fernseher hinzukommt, werden allmählich Ihre Muskel und Ihre Gelenke verkümmern, wenn Sie nicht Ihren Bewegungs-Mangel ausgleichen.

Warum chronischer Bewegungsmangel vor allem Ihren Gelenken schadet, habe ich in meinem Arthrose-Buch ausführlich begründet. Es geht um die Ver- und Entsorgung der Gelenke, die allein bei ausreichender Bewegung möglich ist.

Der angeborene Bewegungsdrang des Kindes geht mit dem älter werden verloren. Lediglich im Sport wird Bewegung noch als Freude empfunden, darüber hinaus jedoch nur noch als anstrengende Arbeit betrachtet.

In den Anfängen als Turnerbewegung galt der Sport als Körperertüchtigung und eben als Gesundheitssport. Heute teilt man ihn ein in den Leistungssport und den Freizeitsport. Der heutige Leistungssport hat mit der körperlichen Gesundheit nur noch wenig zu tun. Seine Werte liegen mehr auf der psychischen Ebene, er entspricht unserem Streben nach Leistung und gewinnen zu wollen.

Der Freizeitsport bietet den Vorteil, uns spielerisch in Bewegung zu halten. In soweit ist jede sportliche Betätigung der Gesundheit förderlich. Aber einmal wöchentlich Sport zu betreiben, kann leider den täglichen Bewegungsmangel nicht ausgleichen. Und täglich Zeit für einen Sport zu haben, bleibt nur den wenigsten vorbehalten.

Wenn ich nur einmal in der Woche intensiv Sport betreibe und an den restlichen Tagen mich kaum bewege, besteht zudem die Gefahr, dass ich mich überfordere. Das gilt für den Kreislauf, aber auch für die Gelenke und Muskeln.

Die Arthrose Lüge

Verlassen Sie sich nicht darauf, erst im höheren Alter gefährdet zu sein, eine Arthrose zu bekommen. Arthrosen sind weder altersbedingt noch abhängig von einem Übergewicht. Es gibt nicht den vermeintlichen Altersverschleiß. Abgesehen von angeborenen Fehlstellungen oder Unfallfolgen, ist der chronische Bewegungsmangel die wesentliche Ursache von Arthrosen.

Es stimmt zwar, dass im Alter die Arthrose am häufigsten vorkommt. Im Alter können viele negative Faktoren zusammen kommen. Andere Erkrankungen, aber eben auch ein Mangel an Bewegung. Zudem entwickelt sich die Arthrose über viele Jahre, leider meist unbemerkt.

Durch unsere geänderte Lebensweise sind wir alle gefährdet und sollten das rechtzeitig beachten. Ist eine Arthrose entstanden, hilft bei dauerhaften Schmerzen nur noch ein operativer Gelenkersatz. Eine Arthrose ist unheilbar. Die propagierten Heilungsversprechen mit Umstellung der Ernährung, oder mit so genannten Nahrungsergänzungsmittel sind unrealistisch. Ein deformierter oder beschädigter Gelenkknochen kann weder mit Hilfe von Medikamenten noch mit irgendeinem Wundermittel repariert werden.

Am schlimmsten sind aber die vielen falschen Diagnosen. Die meisten festgestellten Gelenkschäden sind Schäden am Gelenkknorpel, aber noch keine Arthrose. Diese Unterscheidung wird jedoch von den Ärzten üblicherweise nicht mehr gemacht.

Wird im Röntgenbild eine Verengung des Gelenkspaltes erkennbar, wird bereits eine Arthrose diagnostiziert. Die Größe des Gelenkspaltes entspricht der Höhe des Gelenkknorpels. Und wenn der Gelenkknorpel sich verdünnt hat, wird eine spätere Arthrose sehr wahrscheinlich, aber noch ist es „nur" ein Knorpelschaden.

Dieser Unterschied ist aber entscheidend, denn Knorpelschäden sind im Gegensatz zur Arthrose meist noch heilbar. Unter der Voraussetzung, dass noch genügend gesunde Knorpelzellen vorhanden sind, kann sich die Knorpelschicht regenerieren, wenn sie durch ausreichende Gelenkbewegungen richtig ver- und entsorgt wird.

Grundlagen und Anwendung

Welche Möglichkeiten gibt es, unseren chronischen Bewegungsmangel sinnvoll auszugleichen? Wer möglichst täglich läuft, schwimmt oder Rad fährt, benötigt zusätzlich keine Ausgleichsübungen. Für alle anderen, die das nicht können oder wollen, sind aber Ausgleichsübungen erforderlich.

Das müssen nicht unbedingt meine empfohlenen Übungen sein, es gibt viele andere gute Übungsprogramme, die Ihnen vielleicht besser gefallen. Sie können auch Ihr eigenes Übungsprogramm zusammenstellen. Wichtig ist, dass Sie sich ausreichend bewegen und das täglich.

Das folgende Übungsprogramm ist mein persönliches Programm, das ich seit vielen Jahren täglich ausführe. Es trägt wesentlich dazu bei, dass ich jetzt im höheren Alter noch sehr gut beweglich und beschwerdefrei bin. Die einzelnen Übungen sind Bestandteile meiner langjährigen Behandlung von Gelenkproblemen meiner Patienten.

Welche Voraussetzungen sollten wirksame Ausgleichsübungen erfüllen? Zum Vergleich nehme ich die ideale Ausgleichsübung, den Waldlauf.

Der Waldlauf bietet folgende besondere Merkmale: Die Gelenke werden bewegt bei einer ausgewogenen Belastung – alle Muskeln des Bewegungsapparates werden an- und entspannt – die Atmung wird vertieft und die Sauerstoffaufnahme verstärkt – durch Anstrengung und Bewegung wird der Kreislauf angeregt.

In meinem Übungsprogramm finden Sie diese Merkmale wieder. Im Vordergrund steht die Bewegung der Bein- und Fußgelenke. Aber auch der gesamte Bewegungsapparat wird angesprochen. Ein wichtiger Bestandteil ist die Atmung. Nicht nur im Sitzen, sondern immer atmen wir nur „flach", der größte Teil der Lungen wird kaum genutzt. Daher wird in den Übungen die Tiefatmung in mehreren Varianten ausgeführt, um die Lungen zu belüften.

Die Atemübungen und die Standübungen sollten möglichst im Freien durchgeführt werden, zumindest bei geöffnetem Fenster. Der Zeitpunkt für die Übungen spielt keine Rolle, allerdings nicht unmittelbar nach dem Essen. Sie brauchen für die Übungen keine Vorbereitung. Die Gesamtzeit für alle Übungen beträgt nur wenige Minuten.

Übersicht der Übungen

A   Übungen im Sitzen
A-1 Beindurchblutung
A-2 Hüfte strecken
A-3 Körper aktivieren

B   Übungen im Stehen
B-1 Beinlockerung
B-2 Körperschwingen
B-3 Zehen-Hacken
B-4 Standlaufen
B-5 Knie anheben
B-6 Engel fangen
B-7 Liegestütz im Stehen

C   Atmungsübungen
C-1 Arme schwingen
C-2 chaotische Atmung
C-3 Vollatmung
C-4 Stützatmung

D   Übungen am Boden
D-1 Atmung im Liegen
D-2 Rückenrolle
D-3 Becken heben
D-4 Brust strecken
D-5 Liegestützschwingen

E   Übungen im Bett

E-1 Füße lockern, strecken
E-2 Körperstreckung
E-3 Synchronisation

Im Anschluss an die folgenden Übungsbe-
schreibungen finden Sie eine weitere Über-
sicht mit skizzenhafter Darstellung der Übungen.

A Übungen im Sitzen

Vor allem wenn Sie vor dem Computer sitzen und konzentriert arbeiten, verharrt Ihr Körper in einer „Stocksteife" über längere Zeit.

Wenigstens einmal in der Stunde sollten Sie diesen Zustand unterbrechen und sich in irgendeiner Form bewegen. Zum Beispiel einmal aufstehen und ein paar Schritte machen. Es ist nicht so entscheidend, was Sie tun, aber sehr wichtig, dass Sie etwas tun.

Mein Vorschlag dazu sind die folgenden, ganz einfachen Übungen, die sich leicht einprägen. Ohne Vorbereitung und ohne groß zu überlegen, kann man sie, fast automatisch, immer wieder einbinden.

Diese ersten leichten Übungen werden für Sie wahrscheinlich nichts Neues sein. Aber gut und neu wäre es, wenn Sie sie wirklich auch regelmäßig ausführen.

A-1 Beindurchblutung

Mit beiden Füßen die Zehen und die Ha-cken im Wechsel anheben und dabei die Un-terschenkel anspannen.

Dann zügiges „Sitzlaufen", die Zehen bleiben am Boden, die Knie werden im Wech-sel angehoben.

Dann ein Knie möglichst hoch anheben und mehrmals den Unterschenkel nach vorn auspendeln. Danach auch das andere Bein auspendeln.

Häufigkeit: jeweils etwa 10 Mal

Soweit möglich: Danach die Beine hochle-gen

A-2 Hüfte strecken

Auf die vordere Hälfte des Stuhls setzen, nach vorn gebeugt mit beiden Händen auf die Knie abstützen. Dann das Gesäß kräftig nach hinten und oben strecken.

Bei allen kräftigen Streckübungen zu-nächst einmal mit halber Kraft anspannen und erst beim zweiten Mal mit voller Kraft.

Häufigkeit: wenigstens zwei Mal und jeweils für 2 bis 3 Sekunden die Anspannung halten.

Mit dieser Streckübung dehnen Sie Ihre Muskeln im Kreuzbereich. Geben Sie Ihren Muskeln ein paar Sekunden Zeit, sich zu dehnen. Das heißt, schieben Sie Ihr Gesäß langsam nach hinten und versuchen Sie es dann anzuheben. Ihr Körper kennt diese Anspannung nicht. Er könnte mit Muskelkater reagieren, wenn Sie im Anfang zu viel Kraft einsetzen.

Diese sehr einfache Übung stärkt nicht nur Ihr Kreuz, sondern bewirkt auch eine starke Durchblutung Ihres Unterlaibs und Ihrer Beine, was Sie deutlich spüren können.

A-3 Körper aktivieren

Sie sitzen auf einem Stuhl und legen Ihre Handflächen vor Ihrer Brust gegeneinander. Dann drücken Sie mit der gesamten Handfläche Ihre Hände zusammen, also Finger und Handballen gleichzeitig. Sie spüren jetzt den Druck in den Armen und im Rückenbereich.

Die zusammengedrückten Hände führen Sie dann langsam nach oben und anschließend nach unten, jeweils so hoch und so tief Sie können. Jeweils entsprechend der Lage Ihrer Hände spüren Sie den Druck im oberen oder im unteren Bereich Ihres Körpers.

Anschließend führen Sie Ihre Hände in Brusthöhe seitlich nach links und rechts und lassen Ihren Oberkörper leicht mitdrehen.

Abschließend können sie zur Entspannung mit Ihren zusammengelegten Händen vor sich eine möglichst große Acht nachzeichnen.

Häufigkeit: ein Mal

Mit dieser Übung spannen Sie kurzfristig nahezu alle Muskel Ihres Körpers an und verstärken die Durchblutung. Sie können diese Übung auch noch erweitern, für eine isometrische Muskelstärkung. Dies erreichen Sie, wenn Sie die zusammen gepressten Hände in dem jeweiligen Bereich für circa fünf Sekunden anhalten. Sie können so stufenweise vorgehen, oder nur einen bestimmten Bereich dazu auswählen.

B Übungen im Stehen

Die Übungen im Stehen habe ich als so genannte „Türrahmenübungen" entwickelt. Die Bedeutung liegt darin, dass der Türrahmen einen besseren Halt gibt und das Körpergewicht entlastet werden kann. Dafür wäre es gut, wenn Ihr Türrahmen eine umlaufende Kante hätte, an der Sie sich festhalten können, das ist aber nicht unbedingt erforderlich.

Der größte Teil der Übungen ist aber ohne Türrahmen möglich, so dass Sie die Übungen auch im Freien ausführen können, was sehr zu empfehlen ist. Dazu reicht eine Wandfläche aus, an der Sie sich etwa in Brusthöhe abstützen können. Ich selbst mache diese Übungen regelmäßig im Freien jeweils in Verbindung mit den Atemübungen.

Auch wenn Ihnen die Übungen leicht fallen, sollten Sie sanft beginnen und nur langsam die Intensität steigern. Intensität bedeutet einmal die Häufigkeit, zum andern, inwieweit Sie die einzelnen Übungen „ausschöpfen". Zum Beispiel, ob Sie bei der Dehnung nach oben, nur den Arm heben, oder nach oben richtig zugreifen. Nach einer Eingewöhnungszeit sollten die Übungen aber mit einer für Sie richtigen Intensität ausgeführt werden, um die vorgesehene Wirksamkeit zu erreichen.

Die einmal tägliche Anwendung reicht normalerweise aus. Wenn Sie sich sonst wenig bewegen, wäre auch eine zweimalige Anwendung sinnvoll, wenigstens ein längeres Sitzen mit 2-3 Übungen zu unterbrechen. Die Intensität und die Häufigkeit der einzelnen Übungsteile werden bei den jeweiligen Übungen erläutert.

Die Übungen im Stehen sind so aufgebaut, dass Sie nach der Beinlockerung den ganzen Körper von den Füßen bis zu den Schultern beanspruchen.

B-1 Beinlockerung

Sie stützen sich mit der linken Hand ab und verlagern Ihr Gewicht auf das linke Bein. Dann heben Sie das rechte Bein soweit an, dass die Zehenspitzen eben noch Bodenkontakt haben und lassen das Bein wieder locker fallen.

Die rechte Hand liegt am Hüftgelenk und mit den Fingerspitzen unterstützen Sie jetzt dieses Beinanheben, indem Sie das Bein rhythmisch und zügig anschubsen. Sie heben also nur Ihre Fersen an, wobei dieses Anheben vorrangig durch Ihren Fingerschub er-

folgt. Nach einigen Anhebungen wechseln Sie das Bein und die Seite.

Häufigkeit: je Seite 10 bis 15 Mal.

Mit dieser kleinen Übung lockern Sie nicht nur Ihre Beinmuskel, sondern bringen vor allem Ihre drei Beingelenke „in Schwung". In den Hüft-, Knie- und Fußgelenken wird durch die Bewegung Gelenkschmiere erzeugt und verteilt. Die Gelenke werden so auch für weitere Beanspruchungen vorbereitet.

Diese Übung empfehle ich vor und nach jeder Beinbelastung durchzuführen. Sie ist unauffällig und kann auch im normalen Tagesablauf eingeschoben werden. Bei den folgenden Standübungen sollte sie immer als erste Übung ausgeführt werden.

B-2 Körperschwingen

Sie stellen sich zwischen den Türrahmen und halten sich am oberen Querrahmen fest. Jetzt pendeln Sie mit Ihrem Körper vor und zurück. Dabei bleiben Ihre Fußsohlen auf dem Boden, das bedeutet, Sie bewegen sich in den Fußgelenken. Die Intensität dieser Übung steigern Sie, indem Sie sich beim

Vorwärtspendeln nach vorne durchhängen lassen und beim Rückwärtspendeln die Oberschenkel anspannen.

Die gleiche Übung seitwärts. Sie stehen ca. 10 cm hinter dem Rahmen und halten sich links und rechts seitlich in Brusthöhe fest. Dann pendeln Sie seitwärts gegen Ihre Hände, die Fußsohlen bleiben wieder auf dem Boden. Die Betonung dieser Übung liegt auf Entspannung und sanfte Verschiebung des Körpers. Halten Sie Ihre Füße zusammen und lassen Sie sich entspannt gegen Ihre Hand fallen, wobei Sie mit der anderen Hand dieses Fallenlassen regulieren.

Häufigkeit: Beide Übungen jeweils 10 Mal hin und zurück.

B-3 Zehen-Hacken Schaukel

Sie stehen etwas hinter dem Rahmen und halten sich am oberen Rahmen fest. Jetzt wechseln Sie zwischen Zehenstand und Hackenstand. Sie stellen sich auf Ihre Zehen, rollen zurück und heben Ihre Zehen soweit, dass Sie auf Ihren Hacken stehen.

Häufigkeit: mit 10 Mal beginnen und auf 20 Mal langsam steigern.

Intensität: Ihre Fuß- und Wadenmuskel werden dabei stark gefordert. Beschränken Sie sich daher anfangs auf die halbe Höhe, Sie bekommen sonst garantiert einen ausgeprägten Muskelkater. Erst nach mehreren Übungstagen sollten Sie langsam die Intensität bis zur vollen Muskelspannung steigern.

Sie können die Intensität noch weiter steigern, wenn Sie dabei Ihre Hüfte mitnehmen. Dazu gehen Sie jeweils leicht „in die Knie" und pressen mit dem Zehenstand Ihre Hüfte nach vorn und oben. Bei der Gegenbewegung erfolgt das Gleiche mit dem Gesäß. Diese Hüftschaukel fördert die Durchblutung im ganzen Unterkörper.

B-4 Standlaufen

Sie stehen wieder etwas hinter dem Rahmen und halten sich am oberen Rahmen fest. Dies ist eine Laufersatzübung. Sie laufen auf der Stelle, behalten aber Ihre Fußspitzen auf dem Boden. Sie heben nur die Hacken im Wechsel. Diese Übung können Sie schnell oder langsam durchführen.

Häufigkeit: mit 50 Mal beginnen und auf 75 bis 100 Mal steigern.

Intensität: Intensivieren können Sie die Übung, indem Sie Ihre Knie möglichst weit nach vorne schieben und Ihre Hacken jeweils mit Druck aufsetzen.

B-5 Knieheben

Nach der Laufübung machen Sie in der gleichen Positionsstellung das Knieheben. Sie treten auf der Stelle und heben dabei abwechselnd Ihre Knie hoch. Sie müssen keinen rechten Winkel erreichen, heben Sie Ihre Knie nur so hoch, wie es ohne Anstrengung geht. Die Übung können Sie noch etwas steigern, indem Sie beim Hochheben die Fußspitzen nach unten drücken.

Häufigkeit: mit 10 Mal beginnen und auf 20 Mal steigern-

Neben den Gelenkbewegungen wird auch die Durchblutung im Unterlaib gefördert.

B-6 Armstreckung

Sie strecken abwechselnd Ihre Arme senkrecht in die Höhe und versuchen ganz oben etwas zu greifen, als wenn Sie „Engel fan-

gen" wollten. Wichtig ist, dass Sie jeweils den gleichseitigen Fuß am Boden lassen und ihn nach unten drücken. So wird die ganze Körperseite gedehnt. Also nicht auf die Zehenspitzen stellen und jeweils den rechten Arm mit dem rechten Fuß einsetzen und links genauso. Den jeweils nicht aktiven Arm lassen Sie seitlich locker hängen.

Häufigkeit: 10 Mal je Seite

Intensität: Gerade bei dieser Übung dürfen Sie nur vorsichtig beginnen. Diese „Überkopfarbeit" beansprucht im Schulterbereich Muskeln, die sonst kaum genutzt werden. Also bitte ohne Anstrengung beginnen und nur langsam steigern. Nach entsprechender Einarbeit sollte die Übung jedoch mit kräftiger Anspannung erfolgen. Die Hand nur einfach „zum Gruße" zu erheben, bewirkt natürlich nichts.

B-7 Liegestütz im Stehen

Diese Übung ist der 2. Übung ähnlich. Sie stehen vor dem Türrahmen und halten sich seitlich fest. Der Abstand ist jetzt etwas größer, etwa eine Fußlänge bis zur Außenkante des Türrahmens.

Der Körper pendelt jetzt nicht einfach von links nach rechts, sondern beschreibt in etwa einen Halbkreis beim Pendeln. Wie bei der 2. Übung lassen Sie sich wieder in Ihre Hand fallen. Dies geschieht jetzt aber intensiver und beansprucht Ihren Oberkörper.

Diese Übung ist praktisch ein „einarmiger Liegestütz im Stehen". Nach einiger Übung sollte dies aber so gelingen, dass Sie es auch als eine Entspannung empfinden.

Häufigkeit: 10 Mal je Seite

Achten Sie bei diesen Übungen auch auf Ihre Atmung. Atmen Sie dabei bewusst tief ein und aus.

C Atmungsübungen

Ebenso wichtig wie die ausreichende Bewegung ist eine ausreichende Atmung, die Zufuhr von Sauerstoff. Davon ist nicht nur unser Wohlbefinden abhängig, sondern auch unser Gesundheitszustand.

Im Gegensatz zur Bewegung erfolgt die Atmung erfreulicherweise automatisch. Die Intensität passt sich den Anforderungen an. Für die körperliche Ruhe im Sitzen benötigen wir nur wenig „Brennstoff", dafür genügt ein „flaches" Atmen. Aber unsere Lungen gewöhnen sich daran und „verkümmern", bereits bei der zweiten Treppe kommen wir „außer Atem".

Auch die Lungen brauchen ein tägliches Training. „Flaches" Atmen verringert aber nicht nur die Leistungsfähigkeit der Lungen, es fördert vor allem auch die Anfälligkeit für Erkrankungen der Lungen. Wenn ständig nur das Zentrum der Lungen beansprucht wird, können die Randbereiche schrumpfen und sich „verkleben".

Am besten wäre es, sich eine tiefere Atmung anzugewöhnen oder mehrmals am Tag einige Vollatmungen zu machen. Aber selbst wenn ich mir das fest vornehme, geht dieses Bemühen sehr bald im Tagesgeschehen unter.

Natürlich kann eine tägliche intensive Atmung das richtige Atmen nicht voll ersetzen. Es ist aber schon wichtig und gut, wenn wenigstens einmal am Tag alle Bereiche der Lungen belüftet werden.

Wenn Sie Raucher sind, sollten Sie diese Übungen besonders intensiv ausführen. Nach den Übungen sollte in Ihrem Atem möglichst kein Tabaksgeruch mehr vorhanden sein. Durch intensives Atmen wird das Nikotin zwar nicht beseitigt, aber die Abwehrkraft der Lungen gesteigert.

Wenigstens für Pfeifenraucher wird dadurch das Risiko einer Erkrankung ganz wesentlich verringert. So genieße ich seit über 50 Jahren meine Tabakspfeifen mit immer noch bester Funktion meiner Lungen. Allerdings: „Rauchen ist tödlich", so steht es zumindest auf meinen Tabaksdosen.

Für die Sauerstoffzufuhr wäre eine Übung ausreichend, wenn sie entsprechend länger gemacht wird. Mir ist aber wichtig, dass alle Winkel der Lungen belüftet werden. Das ist am sichersten durch verschiedene Varianten zu erreichen. Neben den vier folgenden Übungen gibt es bei den Übungen im Liegen noch zwei weitere Varianten der Tiefatmung.

Bei den vier Intensivübungen spielt die Reihenfolge keine Rolle, auch die Häufigkeit können Sie nach Gefühl wählen. Insgesamt sollten Sie aber mindestens drei Minuten dafür aufwenden.

C-1 Arme schwingen

Ähnlich wie beim Kraulschwimmen schwingen Sie Ihre **Arme links und rechts vom Körper kreisförmig nach vorn. Lassen Sie Ihre Arme so locker wie möglich kreisen. Drehen Sie Ihren Oberkörper dabei etwas mit und gehen Sie etwas in die Knie, das Kreisen sollte möglichst „rund" ablaufen. Das wichtigste ist natürlich das tiefe Ein- und Ausatmen. Wenn Sie die Übung zügig durchführen, geschieht dies bereits von selbst.**

Im zweiten Teil kreisen Sie entgegengesetzt. Zum Abschluss können Sie noch einige Drehbewegungen mit seitlich ausgestreckten Armen ausführen, nach links und rechts. Nehmen Sie dabei wieder Ihren Oberkörper mit und Atmen tief ein und aus.

C-2 chaotische Atmung

Am intensivsten ist die „chaotische" Atmung. Dazu wird nur durch die Nase stoßweise ausgeatmet, die Einatmung geschieht dabei automatisch. Die stoßweise Ausatmung erfolgt kräftig, zügig und rhythmisch. Nehmen Sie Ihren Körper dabei mit, ihre angewinkelten Arme bewegen Sie im Atemrhythmus rauf und runter und gehen jeweils etwas in die Knie. Als Variante lassen Sie die Arme hängen und schütteln sie im Atemrhythmus aus.

Diese Atmung sieht wirklich chaotisch aus und ein Taschentuch ist dabei unentbehrlich. Ihre Bedeutung liegt darin, dass sie schnell und gründlich die Luft in den Lungen austauscht. Zudem wird bei dieser Übung auch der gesamte Körper aufgelockert, wenn sie ein bis zwei Minuten lang ausgeführt wird.

C-3 Vollatmung

Bei dieser Übung strecken Sie Ihre Arme nach oben, wieder etwas seitlich, und atmen tief ein. Dann schwingen Sie Ihre Arme nach unten und atmen durch den Mund kräftig aus. Mit dem Abschwingen der Arme gehen

Sie etwas in die Knie und beugen Ihren Oberkörper auch etwas nach vorn.

Um bei den Schwüngen nach oben und unten im Gleichgewicht zu bleiben hilft es, die Arme unten möglichst weit ausschwingen zu lassen.

Wenn Sie die Arme mit dem Einatmen etwas seitlich hoch geführt haben, bewegen Sie Ihre Hände zueinander und atmen weiter tief ein, bevor Sie abschwingen. Sie können dabei spüren, dass Sie so noch einen Restteil der Lungen geöffnet haben.

Diese Übung ist sicherlich die bekannteste Atmungsübung und besonders wirksam. Sie enthält optimal beide wichtigen Elemente: die Sauerstoffzufuhr und die Belüftung der Lungen.

C-4 Stützatmung

Diese vierte Übung ist dem Joga entlehnt und ist als so genannte „Hängebauchübung" bekannt. Sie wird allgemein kniend auf dem Boden ausgeführt.

Sie funktioniert aber auch, wenn Sie sich vornüber gebeugt mit den Händen in Tisch-

höhe abstützen. Es geht darum, in den „hängenden" Bauch (und Brust) möglichst viel Luft einzuatmen und dann den Bauch kräftig einzuziehen, um möglichst viel Luft beim ausatmen wieder los zu werden.

Aber das Ein- und Ausatmen von viel Luft ist dabei nicht alles. Durch das Aufstützen der Hände wird wieder die Lunge, beziehungsweise der Brustkorb geweitet. Wenn Sie dann beim Einatmen den Oberkörper noch etwas absenken und dadurch die Ellenbogen nach außen drücken, können Sie dieses Öffnen sogar spüren.

Wie bereits mehrfach erwähnt, geht es bei den Atmungsübungen um die verstärkte Zufuhr von Sauerstoff und um die Belüftung möglichst aller Lungenbereiche. Für die Belüftung der Lungen würde genügen, jede Übung 3 bis 4 Mal zu machen, für die Sauerstoffzufuhr sollten das aber mehr sein. Für dieses „Mehr" können Sie sich aber eine dieser Übungen aussuchen.

Wenn Sie in der kalten Jahreszeit die Atmungsübungen draußen machen, atmen Sie nur durch die Nase ein und aus, um die Schleimhäute immer wieder anzuwärmen.

D Übungen am Boden

Neben weiteren Atmungsübungen zielen die folgenden Übungen auf Ihre allgemeine körperliche Fitness und auf die Vermeidung von Alterungsproblemen. Mit den Jahren schrumpfen unsere Muskeln, wenn wir sie nicht abfordern.

Das kann vor allem bei unserem größten Lendenmuskel, dem Iliopsoas unerwünschte Folgen haben. Der Iliopsoas ermöglicht uns das Stehen und Gehen, das heißt das Aufrechtsein. Und wenn der schrumpft, dann werden wir „krumm" und gebeugt.

Aber nicht nur das, wenn dieser Muskel sich verkürzt, verdreht sich das Becken, mit Auswirkungen auf unser Kreuz und vor allem auf unsere Hüftgelenke. Ein hoher Anteil von Altersarthrosen hat hier seine Verursachung.

Die Übungen im Liegen sind zunächst etwas anstrengend und beanspruchen Ihre Handgelenke. Wer darin für sich Probleme sieht und lieber auf diese Übungen verzichten will, sollte zumindest die „Rückenrolle" regelmäßig machen. Für die Vorbeugung von Rückenbeschwerden gibt es nichts Besseres.

D-1 Atmung im Liegen

Bei der Atmung im Liegen werden weitere Lungenbereiche belüftet. Diese Übung besteht aus zwei Teilen, zunächst die Atmung in Rückenlage, dann in der Seitenlage links und rechts.

Sie legen sich ausgestreckt auf einen Teppich. Mit dem Einatmen führen Sie beide Arme gestreckt nach hinten bis Ihre Finger den Boden berühren. Atmen dann langsam wieder aus und führen dabei Ihre Arme zurück, die Hände landen auf dem Bauch.

Atmen Sie tief, aber langsam ein und „pusten" die Luft wieder langsam aus. Zur Orientierung zählen Sie jeweils 1 bis 7.

Nach etwa 5 Wiederholungen rollen Sie über Ihre Schulterblätter zur Seite und wieder zurück auf die andere Seite. Wenn Sie nach links rollen ist der linke Arm angewinkelt und der rechte Arm nach oben gestreckt, zur andern Seite entsprechend umgekehrt.

Dabei atmen Sie wieder tief ein und aus und zwar wie folgt: In der Seitenlage mit hoch gestrecktem Arm atmen Sie ein und beim zurück rollen wieder aus. Den Vorgang etwa 5 Mal wiederholen.

D-2 Rückenrolle

Die Rückenrolle ist so einfach und schlicht, dass sie häufig belächelt und nicht ernst genommen wird. Ich halte sie jedoch, auch aus eigener Erfahrung, für eine der wichtigsten und wirksamsten Rückenübungen überhaupt.

Als junger Mann litt ich unter ständig wieder auftretenden Hexenschüssen. Trotz ärztlicher Behandlung verschlimmerte sich dieser Zustand immer mehr, mir wurde eine Operation empfohlen. Bis mir ein Arzt diese Rückenrolle empfahl. Mit der täglichen Rückenrolle habe ich seit über 50 Jahren keine Rückenbeschwerden mehr.

Bei der Rückenrolle werden sämtliche Rückenwirbel angesprochen und auch die Rückenmuskulatur trainiert. Wegen der zum Teil sehr kleinen Muskeln, die sich nicht aufbauen lassen, ist das tägliche Üben erforderlich. Allerdings reicht es aus, drei bis vier Mal abzurollen, um die Stabilität zu erhalten.

Mit der Rückenrolle beeinflussen Sie aber noch mehr: Die Wirbelsäule steht mit allen inneren Organen in Verbindung, über das spezielle Nervensystem und über die Akupunktur-Meridiane, die an beiden Seiten der Wirbelsäule verlaufen mit besonders wirksamen Akupunkturpunkten.

Wenn Sie bereits Rückenprobleme haben, beginnen Sie mit der Rückenrolle aber erst nach dem Abklingen akuter Schmerzen.

Im Anfang wählen Sie einen weichen Teppich als Unterlage. Sie legen sich auf den Teppich, ziehen die Knie an und fassen mit beiden Händen unter Ihre Oberschenkel. Am Anfang schaukeln Sie zunächst über Ihren Rücken vor und zurück. Dann versuchen Ihre Knie so hoch wie möglich zu ziehen und rollen wieder zurück. Die Rollbewegung wird zuerst etwas holprig sein, nach einigen Übungen aber immer runder.

Nach dieser Vorübung versuchen Sie die vollständige Rückenrolle auszuführen. Mit etwas Schwung rollen Sie so weit zurück, dass Sie auf Ihrem Nacken liegen. Dazu müssen Sie mit Ihren Händen das Gesäß etwas hoch schieben und abstützen. Aus dieser Stellung rollen Sie dann langsam zurück.

Das möglichst langsame Zurückrollen ist der entscheidende Teil der Übung. Alle Rückenabschnitte sollen den Druckkontakt mit dem Boden halten, so als wenn Sie Ihre Rückenwirbel Stück für Stück ablegen würden.

Versuchen Sie aber nicht das Rückrollen zu verlangsamen, das geht nicht. Vermeiden Sie aber ein schwungvolles Abrollen, wichtig ist, dass das Rollen „rund" wird und keine Wirbelbereiche übersprungen werden.

Häufigkeit: 3 bis 4 Mal Abrollen reicht aus

D-3 Becken anheben

Sie sitzen auf dem Teppich mit ausgestreckten Beinen und stützen sich seitlich mit Ihren Händen ab. Dann ziehen Sie Ihre Füße etwas zurück und stemmen Ihr Becken nach oben. Dabei strecken Sie Ihren Kopf nach hinten und atmen mit offenem Mund ein.

Beim Absetzen atmen Sie wieder aus. Zwischen den Wiederholungen entspannen Sie Ihre Hände und Arme und strecken Ihre Füße aus.

Häufigkeit: mit 2 bis 3 Mal beginnen und ganz langsam bis auf 10 Mal steigern.

Versuchen Sie Ihr Becken so hoch, wie es Ihnen möglich ist zu stemmen. Aber die Höhe ist nicht so wichtig, Entscheidend ist die kurzfristige Anspannung des ganzen Körpers und dafür reicht es aus, wenn das Gesäß einige Zentimeter angehoben wird

D-4 Brust strecken

Sie knien auf dem Teppich und strecken Ihre Brust indem Sie Ihren Kopf so weit wie möglich nach hinten strecken. Öffnen Sie dabei Ihren Mund und atmen ein. Mit dem Ausatmen führen Sie Ihren Kopf nach vorn, soweit, dass Ihr Kinn auf Ihrer Brust liegt.

Beim Zurückbeugen heben Sie leicht Ihre Brust an und pressen Ihr Gesäß zusammen. Nehmen Sie dafür Ihre Hände zur Hilfe.

Häufigkeit: mit 2 bis 3 Mal beginnen und ganz langsam bis auf 10 Mal steigern.

D-5 Liegestützschwingen

Sie gehen in die Liegestützstellung, das heißt, Sie stützen sich auf Ihre Füße und auf Ihre gestreckten Arme ab. Nun schwingen Sie rückwärts und vorwärts. Dazu schieben Sie Ihr Gesäß nach hinten und oben, gleichzeitig neigen Sie Ihren Kopf nach unten.

Bei der Gegenbewegung nach vorn senken Sie Ihr Gesäß wieder ab und führen Ihren Kopf nach oben. Dabei pressen Sie Ihr Gesäß zusammen.

Kopf und Gesäß wechseln gegenläufig nach oben und unten. Bei der Schwingung nach vorn, können Sie auch etwas die Arme beugen.

Diese Übung ist sicherlich etwas anstrengend, vor allem für die Handgelenke. Sie ist aber auch die umfassendste Übung für den Bewegungsapparat. Alle Muskeln und Gelenke werden hierbei aktiviert und der Blutkreislauf optimal angeregt. Auch Ihr Wohlbefinden wird spürbar gesteigert.

Häufigkeit: mit 2 bis 3 Mal beginnen und ganz langsam bis auf 10 Mal steigern.

E Übungen im Bett

Die folgenden Übungen im Bett können Sie sowohl morgens, als auch abends machen, wobei die Synchronisationsübung abends am wirksamsten ist. Die Streckübungen sind einfache und bekannte Übungen. Nehmen Sie sie als Musterbeispiele und variieren sie nach Ihrem Empfinden.

E-1 Füße strecken

Strecken Sie Ihre Beine und Füße aus, wechseln Sie dabei zwischen Zehen- und Hackenstreckung.

Bei gestreckten Beinen drehen Sie ihre Füße einige Male nach rechts und dann auch nach links, am einfachsten mit gegenläufigen Bewegungen.

Die gleichen Fußdrehungen noch einmal mit etwas angewinkelten Beinen. Wenn Sie jetzt die Knie etwas mitbewegen, werden die Knie- und Hüftgelenke mit beansprucht

E-2 Körperstreckung

Strecken Sie wieder Ihre Beine und Füße aus, mit Streckung der Hacken. Dann pressen Sie Ihr Gesäß zusammen und spannen Ihre gesamte Beinmuskulatur kräftig an.

Stützen Sie sich dann auf Ihre Ellenbogen und heben Ihr Gesäß für einige Sekunden an. Mit dem Anheben wird auch Ihre Kreuz- und Rückenmuskulatur angespannt.

Dieses isometrische Muskeltraining gilt in erster Linie wieder dem wichtigen Kreuz- und Lendenmuskel, dem Iliopsoas. Gleichzeitig wird auch der gesamte Unterkörper spürbar gut durchblutet.

Häufigkeit: Fangen Sie mit zwei kurzen Streckungen an. Erst einmal vorsichtig zur Probe, und wenn nichts weh tut, können Sie dann so kräftig wie möglich anspannen und Ihr Gesäß anheben.

Für die tägliche Übung reicht eine einmalige Ausführung aus, mit einer Anspannung von circa 5 Sekunden.

E-3 Synchronisation

Diese Übung ist in erster Linie für die Entspannung nach den körperlichen Übungen vorgesehen. Wenn Sie andere Möglichkeiten zur Entspannung gewohnt sind, können Sie auf diese Übung auch verzichten.

Ich bevorzuge diese Übung, weil sie nicht nur schnell und tief entspannt, sondern auch überanstrengte Muskeln und Gelenke heilsam beeinflussen kann.

Den Begriff „Synchronisation" kennen wir für die Zusammenstimmung von Bild, Sprache und Musik. Hier geht es darum, den Ausgleich und das Gleichgewicht in unserem Körper herzustellen. Sehen Sie aber zunächst in dieser Übung die Möglichkeit, sich wohltuend zu entspannen. Allein dafür wird sich die kleine Mühe lohnen.

Bei dieser Übung müssen Sie sich gedanklich auf jeweils zwei Körperstellen gleichzeitig konzentrieren. Das sind wir nicht gewohnt, es ist aber mit der Übungsanleitung für jeden sofort möglich.

Sie sitzen oder liegen bequem und schließen die Augen. Nun gehen Sie Ihren Körper Schritt für Schritt durch und synchronisieren jeweils die beiden Seiten. Beginnen Sie am besten mit Ihren Händen. Sie richten Ihre Aufmerksamkeit auf Ihre Hände, erst nacheinander, dann gleichzeitig auf beide Hände. Warten Sie einen Moment, bis Sie in beiden Händen das gleiche Gefühl erreichen. Dadurch synchronisieren Sie Ihre Hände.

Anfangs nehmen Sie sich für jede Hand jeweils etwa eine Minute Zeit und spüren konzentriert in Ihre Hand. Alternativ können Sie auch eine Hand einmal kräftig anspannen. Wenn Sie danach in beide Hände gleichzeitig fühlen, spüren Sie, dass sich auch die andere Hand langsam erwärmt und sich der anderen Hand anpasst.

Nach ein paar Tagen Übung geht die Synchronisation einfacher und schneller. Es genügt dann Ihre gedankliche Aufforderung: „beide Hände sind absolut gleich", eventuell mit einer zwei- oder dreifachen Wiederholung. Genau so verfahren Sie dann mit Ihrem gesamten Körper, Unterarme, Ellbogen, Oberarme und Schultern. Dann gehen Sie zu Ihren Füßen, zu den Unterschenkeln, Knien, Oberschenkel, Pobacken und Hüfte.

Beim Körperrumpf gibt es keine zwei Tei-le, aber sie verfahren in ähnlicher Weise in dem Sie jeweils die rechte und linke Seite ansprechen und synchronisieren, so den Un-terbauch, Oberbauch, Brust, Hals und Ge-sicht. Ebenso die Rückseite: unterer Rücken oder Kreuz, mittlerer Rücken, Schulterblätter und Nacken. Sie können aber auch noch de-taillierter vorgehen. Jeder Körperteil kann über rechts und links synchronisiert werden

Haben Sie zum Beispiel ein Knieproblem, synchronisieren Sie nacheinander die Knie-scheiben, Kniekehlen, Gelenke und die an-grenzenden Muskeln. Geben Sie den Knien etwas Zeit sich anzupassen. Sie spüren dann meist sehr deutlich eine Erwärmung beider Knie und dass im betroffenen Knie ein „Um-bau" beginnt. Machen Sie sich aber bitte keine Sorgen darum, dass die Beschwerden jetzt auf beide Knie verteilt werden könnten. Das ist nicht möglich. Unser körpereigenes Selbsthei-lungsprinzip, das wir mit allen Heilmethoden nur anregen können, ist auf das Wiederherstel-len der Originalfunktion programmiert.

Skizzenhafte Darstellung

der Übungen mit Kurztext

A Übungen im Sitzen

A-1 Beindurchblutung
A-1-a: Hacke – Zehen Wechsel mit leichter Muskelanspannung

A-1-b: Knie im Wechsel zügig anheben, Zehen bleiben am Boden

A-1-c: Bein anheben, dann nach vorn auspendeln

A-2 Hüfte strecken
Hände auf Knie stützen, Gesäß kräftig nach hinten und oben strecken

A-3 Körper aktivieren
Hände zusammen drücken, Hände langsam nach oben und unten führen.

Dann Hände in Brusthöhe nach links und rechts führen, mit leichter Körperdrehung.

Zur Entspannung mit den Händen eine möglichst große Acht nachzeichnen.

A Übungen im Sitzen

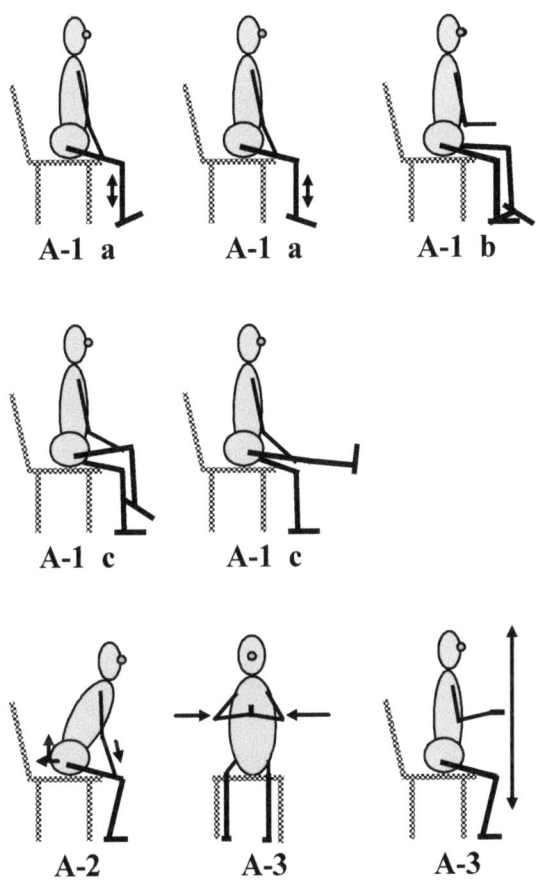

A-1 a   A-1 a   A-1 b

A-1 c   A-1 c

A-2   A-3   A-3

51

B Übungen im Stehen

B-1 Beinlockerung
Gewicht auf ein Bein verlagern, das andere Bein locker lassen und mit der Hand rhythmisch anschubsen, Zehenspitzen bleiben in Bodenkontakt.

B-2 Körperschwingen
Sie schwingen mit Ihrem Körper vor und zurück, ohne Zehen oder Hacken anzuheben.

B-3 Zehen-Hacken Schaukel
Wechseln zwischen Zehenstand und Hackenstand, den Unterkörper dabei jeweils mitnehmen.

B-4 Standlaufen
Auf der Stelle laufen, aber nur die Hacken anheben

B-5 Knieheben
Die Knie abwechselnd hochheben.

B-6 Armstreckung
Mit den Händen abwechselnd hoch nach oben greifen, Füße bleiben fest am Boden.

B-7 Liegestütz im Stehen
Der Körper pendelt im Halbkreis zwischen den Händen hin und zurück.

B Übungen im Stehen

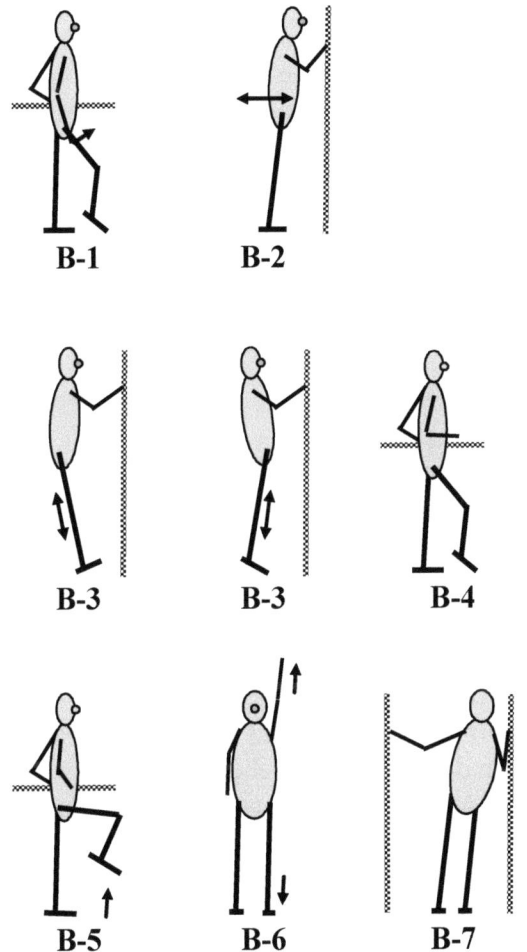

B-1

B-2

B-3

B-3

B-4

B-5

B-6

B-7

C Atmungsübungen

C-1 Arme schwingen
C-1-a: „Kraulschwimmen" vorwärts und rückwärts, Arme locker lassen und den Körper etwas mitdrehen. Dabei tief ein- und ausatmen.

C-1-b: Mit seitlich ausgestreckten Armen den Körper nach links und rechts drehen.

C-2 Chaotische Atmung
Durch die Nase stoßweise und kräftig ausatmen. Arme und Körper rhythmisch etwas mitschwingen lassen.

C-3 Vollatmung
Zum Einatmen die Arme gestreckt nach oben führen, zum Ausatmen die Arme zurück schwingen lassen. Dabei den Oberkörper etwas nach vorn beugen und den Bauch einziehen.

C-4 Stützatmung
Vornüber gebeugt auf einem Tisch abstützen, in die Armbeuge gehen und tief einatmen. Beim Aufrichten atmen Sie wieder aus und ziehen dabei Ihren Bauch ein.

C Atmungsübungen

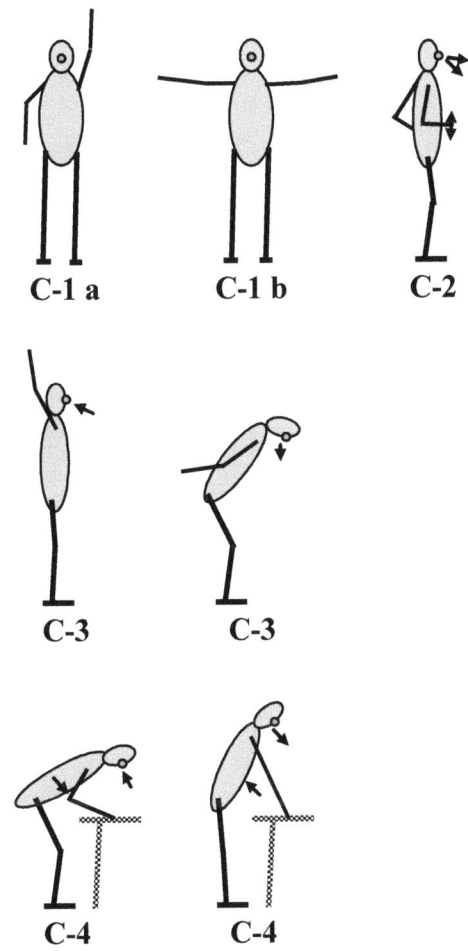

C-1 a   C-1 b   C-2

C-3   C-3

C-4   C-4

D Übungen am Boden

D-1 Atmung im Liegen (ohne Skizze)
D-1-a: Beide Arme gestreckt nach hinten bis zur Bodenberührung führen, dabei einatmen. Langsam wieder ausatmen, dabei Arme zurückführen.

D-1-b: Über die Schulterblätter zur Seite abrollen, den oberen Arm ausstrecken und einatmen. Beim zurück rollen auf die andere Seite wieder ausatmen

D-2 Rückenrolle
Mit angewinkelten Beinen mit Hilfe der Hände unter den Oberschenkeln zurück rollen bis auf den Nacken, langsam wieder abrollen.

D-3 Becken anheben
Im Sitzen Beine ausstrecken und mit den Armen seitlich abstützen. Becken hoch stemmen, Kopf nach hinten strecken.

D-4 Brust strecken
Im Knien den Kopf nach hinten strecken, dabei Gesäß zusammen drücken. Nach vorn zurückbeugen bis das Kinn die Brust berührt

D-5 Liegestützschwingen
Im Liegestütz rückwärts und vorwärts schwingen. Kopf und Gesäß wechseln gegenläufig nach oben und unten.

D Übungen am Boden

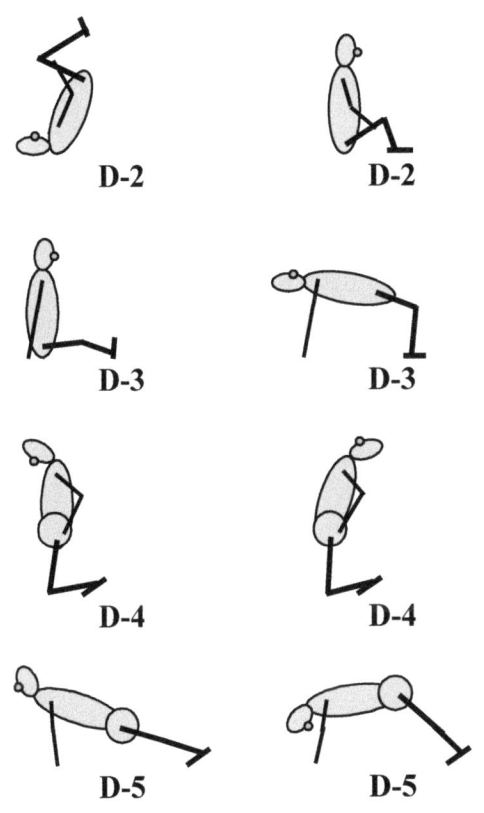

D-2 D-2

D-3 D-3

D-4 D-4

D-5 D-5

E Übungen im Bett

E-1 Füße strecken (ohne Skizze)
Zehen- und Hackenstreckung im Wechsel

Füße nach links und rechts drehen

Fußdrehungen mit angewinkelten Beinen

E-2 Körperstreckung
E-2-a: Körper ausstrecken

E-2-b: Hacken strecken und Bein- und Rü-
ckenmuskel kräftig anspannen, dabei Gesäß
zusammen pressen. Gleichzeitig das Gesäß
kurzfristig anheben, gestützt auf den Ellenbogen

E-3 Synchronisation (ohne Skizze)
Konzentration auf zwei Körperteile gleichzeitig, zum Beispiel rechte und linke Hand.
Dazu die gedankliche Aufforderung, dass beide Seitenteile gleich sind.

E Übungen im Bett

E-2 a

E-2 b

Nachwort

Dieses Angebot an Übungen bietet kein Trainingsprogramm für Leistungssteigerung oder Muskelvergrößerung. Es entspricht auch nicht den modernen oder besser gesagt den modischen Spielarten, wie Nordisch Walking oder Krafttraining in „Muckibuden".

Es ist gedacht für den „normalen" Mitbürger, der schon immer für seine Gesundheit etwas tun wollte. Der bisher aber keine Zeit dafür hatte, oder dem die angepriesenen Gesundheitsveranstaltungen zu teuer waren.

Dementsprechend sind es einfache, nicht zu anstrengende Übungen, die nur wenig Zeit beanspruchen und für jeden sofort nutzbar sind. Dabei bieten sie bei möglichst täglicher Anwendung ein Optimum für die Gesunderhaltung des Bewegungsapparates, besonders der Gelenke, und regulieren Ihr Gewicht.

Die von mir angegebenen Wiederholungen für die einzelnen Übungen sind Richtwerte für den Anfänger, um einen Muskelkater zu vermeiden. Sie können für sich selbst die Anzahl der Wiederholungen nach Lust und Laune erhöhen oder variieren.

Es ist jedoch einfacher, sich selbst ein Programm vorzugeben, das man dann routinemäßig abwickeln kann. Es gehört schon ein innerer Zwang dazu, die Übungen wirklich täglich zu machen. Ein bis zwei Tage können sie auch mal ausfallen, aber dann sollten Sie wenigstens einige Dehnübungen machen und mehrmals die Beinlockerung.

Noch eine Empfehlung aus eigener Erfahrung: Wenn Sie müde sind und kaum Lust dazu haben, fangen Sie einfach mit den Übungen an, ohne lange abzuwägen. Nach ein paar Übungen ist Ihre Müdigkeit vorbei und Sie möchten weitermachen. Für das nächste Mal haben Sie dann auch diese Erfahrung.

Für einige ist es vielleicht wichtig überschüssige Pfunde los zu werden. Das geht mit den Übungen nicht so schnell, wie bei den angepriesenen Abnehmverfahren. Nach einer Übungswoche werden es vielleicht nur 1 bis 2 Kilogramm sein, aber es geht kontinuierlich weiter, wenn auch langsam. Wenn man die Übungen beibehält ist die Abnahme auch dauerhaft.

Ich würde mich für Sie freuen, wenn Sie mit meinen Übungen Ihre Gesundheit absichern und ein verbessertes Lebensgefühl erreichen.

Literaturhinweise

Im Verlag BoD – Books on Demand wurden bereits folgende Bücher veröffentlicht:

Breddermann, Manfred
Arthrose, Effektive Selbstbehandlung mit der SKG-Bewegungstherapie
ISBN: 9783738644792

Breddermann, Manfred
Fit und frisch mit 80, Körperlich und geistig beweglich bleiben
ISBN: 9783738651928

Breddermann, Manfred
Magen / Darmbeschwerden, Praxis der Selbsthilfe
ISBN: 9783741251085

Breddermann, Manfred
Glauben oder Wissen, Reflexionen eines Ungläubigen zu den Grundfragen unserer Existenz
ISBN: 9783744837736

Breddermann, Manfred; Lehmann, Edith
Fühle Dich gesund und lebe, Jetzt Dein Lebensgefühl verbessern
ISBN: 9783741275616

Breddermann, Manfred
Der Fremden Kind, Von der geliebten Mutter
zur gehassten Stiefmutter
ISBN: 9783744837767

Breddermann, R. Luise
Augenblicke für Dich, Gedankensplitter -
Gedichte
ISBN: 9783744820479

Breddermann, R. Luise
Lebenszeit, Episoden / Kurzgeschichten aus
dem Leben gegriffen
ISBN: 9783744837774

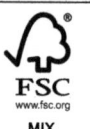